青少年
职商养成
系列

心理医师
适合你吗
PSYCHOLOGIST

雪莉·布林克霍夫（Shirley Brinkerhoff）著

赵月　靳楚楚 译

（适合初、高中生使用）

系列丛书顾问：

欧内斯廷·G.里格斯　　芝加哥洛约拉大学 教育领导学顾问

（Ernestine G. Riggs）博士

伊利诺斯大学 前白宫品质塑造顾问　谢尔丽·R.果洛

（Cheryl R. Gholar）博士

 中国劳动社会保障出版社

图书在版编目（CIP）数据

心理医师适合你吗/（美）布林克霍夫（Brinkerhoff, S.）著；赵月，靳楚楚译. —北京：中国劳动社会保障出版社，2014

（青少年职商养成系列）

书名原文：Psychologist

ISBN 978-7-5167-1335-8

Ⅰ.①心…　Ⅱ.①布…②赵…③靳…　Ⅲ.①心理咨询-青少年读物　Ⅳ.①R395.6-49

中国版本图书馆 CIP 数据核字（2014）第 252241 号

北京市版权局著作权合同登记号　01－2014－3906

中国劳动社会保障出版社出版发行

（北京市惠新东街1号　邮政编码：100029）

*

北京印刷集团有限责任公司印刷二厂印刷装订　新华书店经销

880 毫米×1230 毫米　32 开本　2.625 印张　60 千字

2014 年 10 月第 1 版　　2014 年 10 月第 1 次印刷

定价：12.00 元

读者服务部电话：（010）64929211/64921644/84643933

发行部电话：（010）64961894

出版社网址：http://www.class.com.cn

版权专有　　侵权必究

如有印装差错，请与本社联系调换：（010）80497374

我社将与版权执法机关配合，大力打击盗印、销售和使用盗版图书活动，敬请广大读者协助举报，经查实将给予举报者奖励。

举报电话：（010）64954652

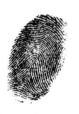

每个人都会在世界上留下独一无二的印记。
职业生涯让我们的印记更为深刻，
我们一生从事的工作便是我们的职业。
我们选择做有意义的事情，
这塑造着我们的品质。
倘若把职业与品质相结合，
我们将更坦然地面对这个世界。

前　言　QIANYAN

　　如今，职业选择和坚守职业开始让很多人感到畏惧，过去的几十年间，人们从未想过职业问题会和人们的生活如此息息相关。无论就业市场景气或萧条，并不会影响到用人单位把具备"良好品质"作为招聘人才的首要考虑。公司或机构做出关乎未来发展的重要决策之际，员工的工作表现和职业道德往往成为决定他们去留的关键因素。

　　人们如何在职业生涯和生活中取得成功呢？对此，奥地利心理学家维克多·弗兰克在《人对真谛的探索》的前言中总结了成功的定义，成功即"人在投身于一项远高于自身能力范围的事业时无意中产生的副作用"。讲授或学习本书的目的在于使读者以更高层次的认知和品质来应对生活，面对职业，从而实现自身价值。对我们个人来说，成功的因素深深植根于我们的信念当中。寻求与我们的个人品质相符的绝佳职业，为之准备，并最终获得这份职业着实是一个远大的目标。然而，优秀的品质可以为我们带来称心的职业，这一现象真真切切地展现了人们把意义、目的和价值融入工作的需求。

　　我们可以从职业教育了解就业机会、职业前景、职业收入及特定工作所需的准备。品质教育则更加深入地探讨了具备良好品质的人如何在面对道德困境时采取行动或表现出某些行为。本书结合了职业教育和品质教育两者的精髓，让学生明白职业不仅仅是一份工作。没有品质培养的职业发展不会是完整的。若要探索职业与品质的内涵，最好的办法就是将两者融合到一起，以开放的心态找出自身不足，进行反思，从而了解自身更深层次的价值，理解选择做一名品质高尚的员工是我们自身价值、工作意义之所在。

品质可以简单定义为"无旁人时的为人"。人的品质体现在自身选择与行动上，它们承载着你的个性标志，证实你是怎样的一个人；它们是你为曾经遇到的人、曾经认识的人留下的独特印记；它们是你带入现实的想法。正是这些选择揭示了你真正的信仰。

当品质成为衡量优秀的标准时，不禁让择业的我们扪心自问："为什么选择这个职业？目的何在？结果会怎样？"本书作者凭借渊博的知识、无比的热情，结合各种例证，将带领读者开启一次智慧与道德的心灵之旅。青少年职商养成系列丛书为学生提供实战学习机会，让他们在今后生活中面对抉择时，能够更加胸有成竹。但本书并没有将个人品德修养与学术技能或专业知识割离开来，毕竟这些技能与知识是工作所必备的，这有助于学生在职业发展中有所建树，实现自身价值。

丛书的每种书中均包含有丰富的行为榜样、实践策略、教学工具和实际应用。每种书中都讲述了品质高尚者如何致力于道德领导，告诉我们如何妥善处理是非问题，甚至是在肯定的选择间做出更优的选择，了解自己的决定可能带来的后果。对此，书中提供了大量范例。

就职业而言，是什么让我们一心一意想要实现这样一个梦想呢？答案很显然——我们的品质。要想知道我们究竟是怎样的人，究竟是什么照亮了我们的人生，最真实的方法就是洞察内心。职业发展的重中之重是良好的品质。而良好品质的核心在于这个人了解且热爱真善美，想方设法与他人分享。对职业和品质的共同探索让我们创造出互相支持提升的内外部环境，使学生在生活中尽可能时刻有意识地注重个人品质，真正地充实自己。

"做对的事"和"把事做对"二者有区别吗？职业问题通常是

"对某某职业，你都有哪些了解？"品质问题则是"既然你已经了解了某某职业，那么你能用你所掌握的知识做些什么呢？""即便没人在身边，你会如何完成某某任务，如何提供某某服务呢？""不论他人的社会经济背景、身体状况、道德水准或宗教信仰如何，你是否都可以做到一视同仁，为其提供最好的服务呢？"我们在工作和个人生活中经常声称自己坚信并且珍视一些东西，品质问题就是用来检验这些话是否属实。

品质和职业问题共同促使我们关注自身生活，不在工作时打瞌睡。职业知识、自我了解以及道德智慧有助于我们解答有关工作意义的深层问题，为我们提供机会改变自己的人生。个人诚信是这一转变的必备条件。

一个"普通人"的洞察力足以撼动这个世界，但前提是这个人相信品质是给予人们的神奇礼物，它会开启人们的智慧与天赋，赋予人类社会力量。这个需要职场上的平民英雄，本书向学生们提出挑战——成为这样的英雄。

谢尔丽·果洛 博士

欧内斯廷·G. 里格斯 博士

目 录 MULU

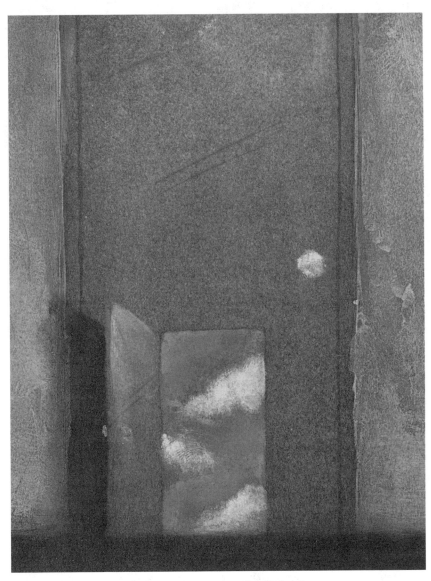

心理医师打开了通往人类思想的大门。

1. 职位要求你了解吗?

心理学古已有之，但其研究历史不见长。

——赫曼·艾宾浩斯
（早期实验心理学家）

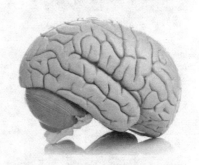

詹妮弗非常怕鸟。实际上，她怕到不敢去上班。她的工作单位在城市公园附近，那里常有成群的鸽子飞过。詹妮弗曾试图绕远路上班，但每次都免不了遇见一两只鸽子，把她吓得浑身发抖。她着实害怕，有时甚至会吓得走不动路。

"我也不知道为什么会这样，"詹妮弗对心理医师说，"我甚至不知道这种恐惧是从什么时候开始的。我只记得大学时的一个暑假，我和朋友们去佛罗里达玩。那里的沙滩上到处都是海鸥，它们让我感觉很不舒服，我也不知道这是怎么回事。之前我也经常和家人去那片沙滩，那时我挺喜欢海鸥的，还喂过它们面包屑呢。"

"我知道，我必须得摆脱这种恐惧感，否则我会丢掉这份工作的！"

　　她的心理医师解释说,詹妮弗患上了一种鸟类**恐惧症**。他为詹妮弗制订了**行为治疗**计划,詹妮弗可以通过该计划进行**系统脱敏**,消除对鸟类的恐惧。数周之后,詹妮弗就可以在可控环境下做到:

- 观看年龄相仿的女性(示范者)触摸鸟类照片。
- 和示范者一同触摸鸟类照片。
- 自己单独触摸鸟类照片。
- 看示范者触摸博物馆的鸟类标本。
- 触摸鸟类标本,起初需要佩戴手套,之后可以摘掉手套。

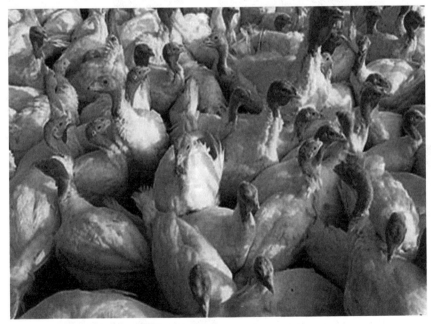

对于一个患有恐惧症的人来说,火鸡场这种再寻常不过的
场景都可能会像希区柯克恐怖电影《鸟》(*The Birds*)中的场景一样恐怖。

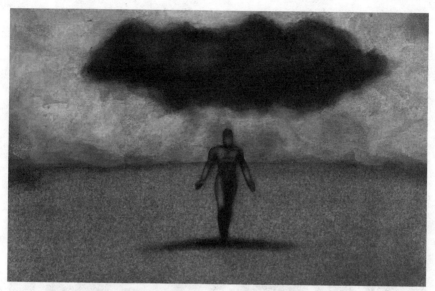

当人们被沮丧和焦虑困扰时，心理医师会向他们伸出援助之手。

后来，詹妮弗学会挥动手臂或者喊叫来驱赶鸟类。起初她只能看别人为自己示范，后来她也试着在公园里驱赶鸽子。再后来，詹妮弗和示范者一同来到一家活禽店，詹妮弗在那里抚摸了小鸡仔，之后又去了公园的鸭池、鸟类饲养场和大型鸟舍。最终，詹妮弗可以在无数鸟类的环绕下，独自穿过大型封闭鸟类饲养场。她甚至搬进了一处经常有海鸥出没的滨水公寓。在之后为期十二个月的跟踪治疗中，詹妮弗的鸟类恐惧症没有复发过。

几年前，两架飞机在圣地亚哥上空相撞，导致144人遇难。警察和消防人员最先赶到事故现场。眼前是一片惨烈景象，各种人体组织大片大片地散落在房屋、草地和道路上。负责辨认尸体的工作人员后来都患上了严重的应激症状，如做噩梦、失眠、头痛、健忘及肠胃疾病。他们当中的一些人，一旦穿上处理事故那天穿的制服，就会觉得浑身麻痹。

尽管一些工作人员觉得如此狼狈地寻求帮助有些缺乏"男子气概"，但是心理医师还是想尽办法帮助他们克服这些症状：

• 建议这些工作人员采用积极的方法宣泄心中的沮丧与愤怒，可以慢跑、进行标靶射击等活动。

• 采用**行为矫正**疗法，治疗这些工作人员由于那场灾难导致的**健忘症**。

• 心理医师发现，只要真诚地对这些工作人员表现出理解的态度，让他们相信换作任何人，但凡目睹过那种惨状都会不可避免地出现这些症状，这样一来治疗效果会非常显著。

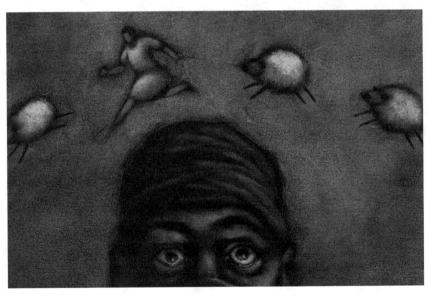

一些心理医师的研究领域是睡眠障碍。

以上几个例子介绍了心理医师治疗病人的方法，但是仍然有许多其他情况。心理学是对生物体行为的研究，它描述、解释并预测这些行为。心理医师会通过研究动物的大脑来研究饮食失调症，研究何种颜色的紧急仪表灯对宇航员来说最醒目，在睡眠实验中彻夜观察实验对象，研究各种活动对动物园动物健康的影响，通过观察婴儿的行为来研究各个年龄对应的"正常"行为等。

那么，心理学是如何发展而来的呢？成为一名心理医师需要具备哪些条件呢？现代心理学可以说仅有一百多年的历史，最早自称心理医师的是一位叫威廉·冯特的德国人。冯特建立了第一个正规的实验心理学实验室，很快，北美洲也出现了相似的实验室，这类实验室通常建立在大学里。1883年，美国第一所实验心理学实验室成立于约翰霍普金斯大学。到1900年，美国已经有40多所这种实验室。爱德华·蒂奇纳是美国首批心理咨询师之一，他的实验室位于康奈尔大学。

《美国心理学协会道德准则》节选

心理工作者的职责是通过科学研究，建立并稳固科学知识体系，在各种环境下将这些知识应用于人类行为。心理工作者在这一过程中扮演着多重身份，如研究者、教育者、诊断医师、临床医师、监督者、顾问、管理人员、社会干预者及专家证人。心理工作者的目标是拓宽行为知识，适时将其付诸实际，改善个人与社会状况。

为什么想到长沙发？

听到"心理分析"或"心理治疗"这样的字眼时，为什么大多数人自然而然就想到一位心理医师坐在长沙发旁边或长沙发后面的画面？西格蒙德·弗洛伊德是第一个想到创建这种环境的人。他喜欢让病人倚靠在长沙发上，自己则坐在沙发后面，尽可能远离患者视线。这样很容易实现移情，而且他认为利用这种方法能深入洞察患者的思考过程。

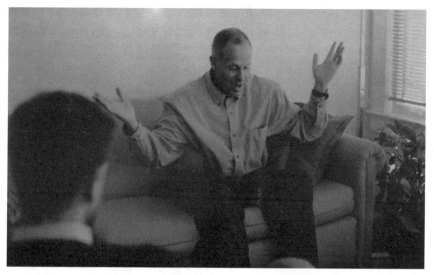

如今，大多数心理医师已不再使用长沙发。

取而代之的是书桌或闲适的客厅。

　　哲学和自然科学理念共同促进了心理学的发展。哈佛大学哲学系威廉·詹姆斯教授对医药、文学及宗教有着浓厚的兴趣，他于1890年写了双卷《心理学原理》（*The Principles of Psychology*），这本书是公认的心理学权威著作。1892年，美国心理学协会宣告成立。

　　提及心理学，许多人首先想到的是**心理分析**，它是西格蒙德·弗洛伊德创立的一种**心理治疗**方式。约瑟夫·布洛伊尔发明了"谈话疗法"。1895年，弗洛伊德将自己的理论与布洛伊尔的理论相结合，研究人的个性原理，探究谈话带来积极效果的原因。弗洛伊德在研究报告中指出，某些特殊的谈话能够解决药物无法治疗的问题。随着这一观点为世人所知，"谈话疗法"理念开始盛行。心理分析的核心思想是，某些不健康的心理过程（即未被发现、隐藏在患者内心的心理过程）是心理疾病的诱因。谈话疗法可以识别这些心理过程，将无意识形态变为有意识形态，让患者克服这些不良因素，从而重获健康且目标明确的生活方式。

许多新的思想流派均源于弗洛伊德的这一理论。一些心理学家同意弗洛伊德的观点，而另一些人则持完全相反的态度。耗时长且耗资大是早期心理分析方法最显著的缺点之一。弗洛伊德认为患者应每周接受 3～5 次心理治疗，最长可持续 6 年。这种观点一度被人们当作笑柄。在伍迪·艾伦的电影《沉睡者》（Sleeper）中，他陷入假死状态长达 2 000 年之久。当伍迪·艾伦苏醒后发现自己已经睡了那么久时，他说："我的分析师是弗洛伊德迷，要是我两千年来一直都有找他看病，现在应该治得差不多了。"

尽管心理疗法是心理学最著名的分支，它也只是这个广袤领域的一部分。对多数人来说，要想把心理学作为毕生的事业，心理学的博士学位（哲学博士或心理学博士）必不可少。有哲学博士学位的人可以在小学、中学、大学、私企及政府部门从事教育、研究、临床试验及咨询工作。有心理学博士学位的人通常从事临床实验工作。获得学校心理学或教育学硕士学位的人可以从事校园心理咨询师工作。还有一些职位适合获得硕士学位的人，比如工业组织心理医师。但是这些工作基本上报酬偏低，或者没有实质性的工作内容。

获得学士学位的人可以在社区精神健康中心、职业康复局和矫正项目中协助心理医师工作，或者做助理研究员、行政助理，也可以在销售或相关领域从事销售调研员等工作。若想从事心理学相关职业，前期准备包括在高中修一门大学预科课程，其中英语课程是重点。研究生期间，数学和自然科学也很重要。美国心理学协会列出的表格显示，心理学至少涵盖 40 个领域的专业知识。以下总结了几个领域的内容：

• 实验心理学家研究控制行为的基本过程。他们时常在实验室中进行研究，研究人的感觉、感知、学习、记忆、动机等。

• 生理心理学家和比较心理学家研究生物因素对行为的影响。生理心理学家研究大脑、神经系统、基因、药物及所有与行为相关的因素。比较心理学家主要研究不同物种之间的行为异同。

• 发展心理学家研究人类行为的发展与改变，如语言、社会性依附、情感、思想和感知。

• 社会心理学家研究人与人相互的影响，包含合作、侵犯、情感、群体压力、利他主义等相关课题。

• 临床心理学家致力于了解、诊断并治疗非正常行为或**偏差行为**。临床心理学是心理学领域最大的分支，工作场所一般为咨询中心、独立医疗、联合医疗、医院或诊所。一些临床心理医师提供私人、家庭或团体式心理服务，自行设计并实施治疗、干预项目。一些临床心理医师就职于医学院，指导学生提供精神健康及行为医疗服务。

• 校园心理医师在学校工作，与老师、家长还有学校其他员工一同解决学生在学习和行为方面的问题。他们会接触一些残疾或天资聪颖的学生。此外，他们也会负责评估学术项目及行为管理程序的成效。

• 工业或组织心理学家致力于提升商业环境中的工作条件、生产效率及决策力。

• 教育心理学家主要研究学习的过程，其中包括教学方法及课程。他们致力于把学习过程变得更加简便、高效。

• 咨询心理学家帮助人们解决一些并非由精神障碍导致的问题，例如学术和职业问题。

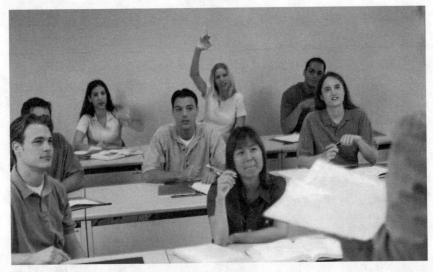

校园心理医师正在为学生讲课。

　　尽管拥有雄厚的教育背景是成为出色心理医师的必备条件，但此外还有许多其他的要求。情绪稳定、个性成熟、工作高效、善于沟通都至关重要。因为心理治疗和研究都需要很长时间的投入，因此耐心和毅力也必不可少。接下来的章节会介绍许多成功心理医师必备的积极品质，包括：

- 诚信与守信
- 尊重与同情
- 公平与公正
- 有责任心
- 有勇气
- 自律与勤勉
- 遵守公民义务

很少有职业可以像心理医师一样，能与他人如此近距离接触，能在各种各样的情况下伸出援助之手。因此，良好的品质是成为心理医师的必备条件。

拥有智慧与品质——是教育的真正目的。

——马丁·路德·金

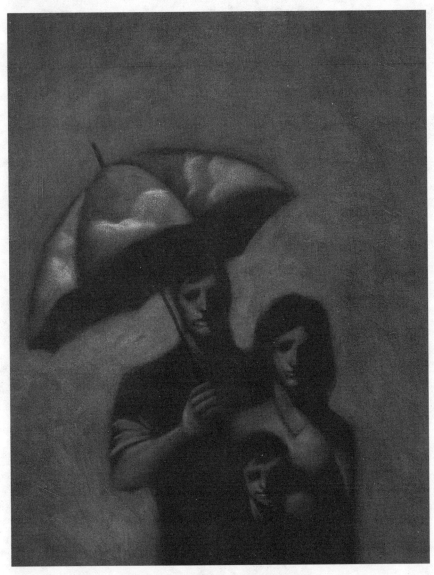

心理学可使家庭成员免受精神障碍的困扰。

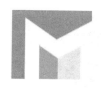

2. 诚实与守信你能做到吗?

诚实远不止不说谎那么简单。何时说真话和对谁说真话都需要经过深思熟虑。

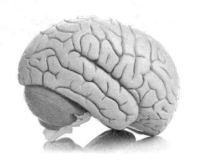

史蒂夫·普勒斯顿关掉手机,放进衣袋里。

"怎么了?"朱丽叶问。

史蒂夫看向庭院里桌子那边的妻子,她正躺在睡椅上享受着午后的阳光,起身耸了耸肩,觉得丈夫很莫名其妙。史蒂夫心想:"这件事我没法和你商量,和谁都不能。"

一小时后,史蒂夫看到他的双胞胎女儿在水池中潜水嬉戏,还和朱丽叶说着悄悄话。他开始琢磨该怎么办,突然电话响了,是秘书打来的。她说家庭关系局刚刚致电询问一名患者的信息。

诚信（节选自《美国心理学协会道德准则》）

心理工作者致力于提升科学、教育及心理学实践过程中的诚信水平。心理工作者在这些工作中应表现出诚实、公正、尊重的品质。在

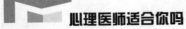

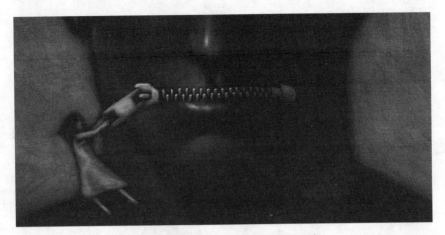

正直的心理医师总会面临这样的道德困境——
应何时维护患者信息的私密性，何时将其公之于众。

描述或报告资历、服务、产品、收费、研究、授课内容时，不应有任何虚假的、有误导性或欺诈性的言论。心理工作者需努力了解自己的信念系统、价值观、需求、缺点以及这些因素对自身工作造成的影响，应尽可能将自己扮演的角色清晰地展现在相关人员面前，一丝不苟地践行着角色要求。心理工作者应尽力避免不正确的或潜在的有害双重关系。

重视诚信与守信的人：

- 讲真话。
- 不隐瞒重要信息。
- 真诚，不欺骗、误导他人。
- 不辜负别人的信任。
- 不偷窃。
- 不作弊。
- 坚持是非观。

- 信守诺言。

- 借物必还，债务必偿。

- 支持并保护家人、朋友、社区乃至国家。

- 不在背后说人坏话，不散播谣言。

- 不指使朋友做不对的事。

信息来源：改编自品德至上联盟相关资料，Charactercounts. org/overview/about. html。

作为一名心理医师，史蒂夫知道自己有责任汇报诸如虐待儿童、有意射杀总统等患者的相关信息——毫无疑问，这些是要汇报的。

史蒂夫心想为什么现实生活中的情况就没这么简单呢？是这样的，他的患者托马斯·克罗纳在网上赌博。史蒂夫想来想去，也没能从《美国心理学协会道德准则》中找到一条规则，明确告诉自己是否应该把这一情况汇报给家庭关系局。

托马斯是哈特福特一家大型电子公司的最高执行官。一年前，他第一次来史蒂夫这寻求帮助。过去他只是偶尔在大西洋城赌博，而如今已经发展到体育和动物博彩活动了，对此他感到很害怕。他输了很多钱，已经支付不起孩子的抚养费了。他请求史蒂夫一定要帮帮他。

诚信的四大挑战：

- 自身利益（我们想要的东西……只有通过撒谎、偷窃或欺骗才能得到的东西）。

- 自我保护（我们不想要的东西……通过撒谎、偷窃或欺骗来避免的东西）。

- 自我欺骗（我们不情愿认清的事情真相）。

- 自以为是（我们总觉得自己是正确的……一种为达目的不择手段的态度）。

信息来源：改编自约瑟夫森伦理研究所相关资料，josephsoninstitute. org。

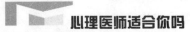

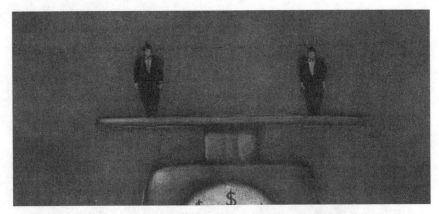

当两个人的需求产生冲突时，一个值得信赖的心理医师
必须客观地做出选择，不被金钱或其他私欲干扰。

　　史蒂夫指导他建立了一些责任关系，与他一起制订了条理清晰的
日常活动计划，帮他控制行为。后来，有人向托马斯介绍了网上赌
博。一夜之间，两人之前所有的努力都化为乌有。仅仅几个月，他就
欠下几千美元的子女抚养费。

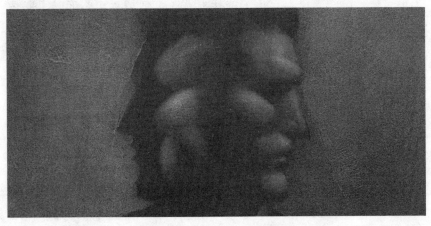

诚信的人不会人前人后两副嘴脸。

于是，史蒂夫又重新帮助托马斯找回责任感与自我控制能力。为此，托马斯感到无比惭愧。"如果除你以外的任何人发现了我赌博这件事，我都不知道该怎么活了。"他经常这样对史蒂夫说，"我整个人生就玩完了"。

做出公正的决定需要基于三点：

1. 考虑每一位相关人员的利益和福祉（不做损人利己的事）。

2. 当诚信、可靠这些品质受到威胁时，一定要做决定维护这些难能可贵的品质（例如，即使尴尬也要把真相说出来）。

3. 当两种利益发生冲突时（例如，说真话会伤害到另一个人），要选择一种让所有相关方利益最大化的方式来解决问题。一定要找到所有可能的解决方法，绝不能靠说谎轻松逃避难题。

信息来源：改编自约瑟夫森伦理研究所相关资料，josephsoninstitute. org。

托马斯重整旗鼓，然而这次效果却不如之前那么好。因为网络赌博设备时刻在身边，比起去大西洋城，这种赌博方式更难控制。

然而，史蒂夫知道托马斯的前妻因为乳腺癌晚期正在进行化疗，早已不能工作。在这样一个特殊时期，她急需每月的子女抚养费。看着自己的小女儿在水池中嬉戏，史蒂夫突然想到，托马斯的孩子们能吃饱吗？托马斯这种不负责的行为会不会让他前妻的身体状况雪上加霜？从某种程度来说，托马斯的行为对孩子造成的伤害与虐待儿童没有太大区别，而他的治疗进程又如此缓慢。

如果史蒂夫说出实情，托马斯可能会被告上法庭。面对以公正严明著称的哈特菲尔德法官，托马斯可能会被强制参加戒除赌瘾计划，也可能会进监狱，那样的话情况就更糟了。但是换个角度想想，又觉得被告上法庭的威胁可能会促使托马斯审视自己的行为，更加配合今后的治疗。

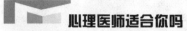

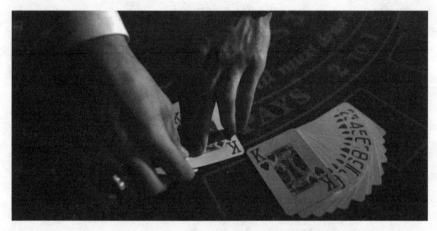

嗜赌成瘾是一种心理障碍，它会对个人和家庭造成伤害。

这时，电话响了。史蒂夫一看，又是他的秘书打来的。他知道自己必须马上做出决定，可他真的不知如何是好。

做人以诚信为本。

——伊曼努尔·康德

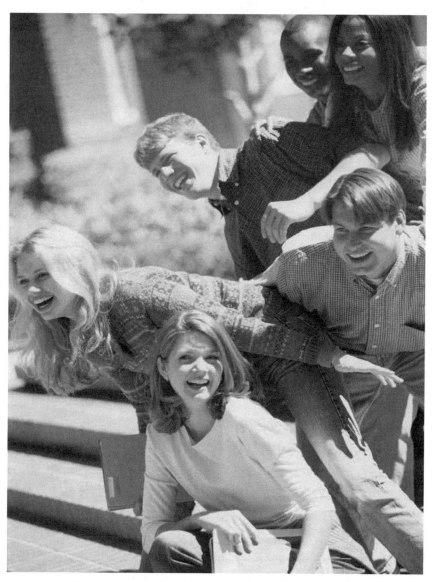

中学应该是安全、快乐的天堂——心理医师的职责是把这一理想变成现实。

3. 尊重与同情你能做到吗？

只有尊重别人才能赢得别人的尊重。

——拉尔夫·瓦尔多·爱默生

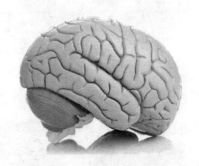

1999 年 4 月 20 日，埃里克·哈里斯和迪伦·克雷伯德在科罗拉多州的科隆比纳中学射杀了 12 名学生及一名教师，两人随即饮弹自尽。

科隆比纳枪击案仅仅是美国校园众多枪击案中的一例。时至今日，很多人依然在思考引发这些暴力案件的原因，心理学家们也对这一问题进行了深入的探索。究其原因，有很多猜想——有人说是因为罪犯从小生活在不幸福的家庭中，也有人说是因为他们曾遭受过校园暴力。但有一种解释可能会非常符合这起枪击案的情况：罪犯频繁接触充满暴力色彩的电子游戏、电视节目及电影等。

一些专家完全不赞同这一观点，认为观看暴力视频根本不会引发自身暴力行为；另一些专家则持肯定态度。

通过观察和模仿进行**社会学习**是一种高效的学习方法，这种学习行为经常出现在生活中。如果都要靠自己亲身实践获得经验，恐怕人类仅掌握一种最简单的技能都要耗费相当长的时间。但是看到他人实施暴力行为，人类也会习得吗？

斯坦福大学的阿尔伯特·班杜拉于 1963 年实施了一项社会学习行为研究，如今被视作经典。研究中，班杜拉安排一些幼儿园的小孩观察一名成年人殴打一个波波玩偶的过程。这名成年人对玩偶拳打脚踢，坐在它身上，嘴里念叨着不堪入耳的脏话。之后，孩子们被安排在一间满是玩具的屋子里玩耍，那个波波玩偶也在里面。没看过暴力行为的孩子也被安排在同一环境中。经观察，前者比后者更容易对玩偶实施暴力行为，很多孩子甚至模仿那名成年人说的话。

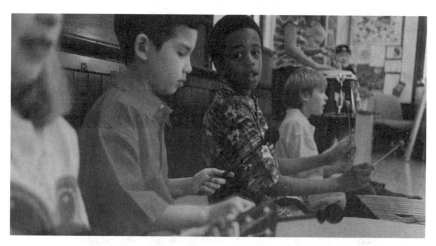

心理学家研究孩子们如何在不同环境下表现出差异行为。

班杜拉于 1965 年又进行了一项研究：一组孩子看到的是一人因暴力行为拿到果汁和糖果奖励，另一组孩子看到的则是一人因其暴力行为而受到责罚。结果是前者更容易出现暴力行为，而后者几乎不会模仿该名实验者的行为。

科隆比纳事件之后，遇难教师戴维·桑德斯的妻子提出诉讼，认为是暴力电影和电子游戏造成了哈里斯和克雷伯德的这一暴行。但该诉讼在 2002 年 3 月 5 日被美国地区法官路易斯·巴布科克驳回。巴布科克法官认为，法律通常不要求某人预知他人潜在的暴力行为。电影、电子游戏及其他形式的视觉艺术都是这个尊重自由表达社会的组成部分。

懂得尊重、具有同情心的人会有以下表现：

- 谦恭有礼。
- 忍耐力强，接受个体差异。
- 从不虐待或取笑他人。
- 尊重他人自主做决定的权利。
- 可敏锐地察觉到他人的情感变化。

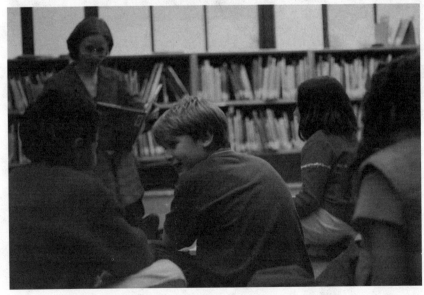

孩子们通过模仿大人生活中的言行学习如何尊重他人。

- 遵守黄金法则（他人如何对待自己，自己就以同样的方式对待他人）。

- 乐于助人。

- 乐于分享。

- 尽自己所能帮助有困难的人。

- 能原谅他人。

信息来源：改编自品德至上联盟相关资料，charactercounts. org/overview/about. html。

尊重（节选自《美国心理学协会道德准则》）

心理工作者尊重每个人的基本权利、尊严和价值，尊重个人的隐私与秘密，尊重个人自决及自主的权利。需要注意的是，一些法律法规可能会与这些权利产生冲突。心理工作者知道，每种文化之间，每个人之间，每个社会角色之间都存在差异，造成这些差异的因素有很多，如年龄、性别、种族、民族、国家、信仰、性取向、残疾、语言和社会经济地位。虽然这些因素造成的偏见会对心理工作者的工作产生负面影响，但是他们都在努力消除这种影响。心理工作者绝不会主动参加任何不公平的歧视活动，更不会原谅这种行为。

巴布科克法官在《丹佛邮报》（Denver Post）2002 年 3 月 5 日的一篇文章中说："法院绝对不会认同这种观点——把弱者与外界隔离起来可以改善社会情况。不让儿童接触暴力描写和图片不仅不切实际，而且属于非正常行为。这种行为会导致孩子今后无法面对现实世界。"

该文章发表几周后，哥伦比亚大学和纽约州立精神病研究所心理学家杰弗瑞·G. 约翰森就公布了一项研究结果，这项研究历时 17年，研究的内容是电视对暴力行为的影响，这是针对这项课题的首个长期性研究。此次研究中，约翰森调查了所有研究对象观看电视的时间，并在之后的许多年里跟踪调查实验对象，同时控制着其他可能诱

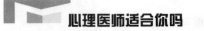

发暴力的因素。来自纽约奥尔巴尼和萨拉托加村的1 000多个家庭参与了此次研究，由于一些家庭迁居或中途退出，最终有700多个家庭完成了整个实验。研究结果显示，青少年，特别是男孩在刚刚步入青春期时，如果每天看电视的时间超过1小时，长大以后容易有暴力倾向。研究报告中的暴力行为包括袭击、打架和抢劫。报告也显示，看电视的时间若增加到3小时以上，暴力发生率会随之增长5倍。

尊重他人的情感

站立的人群中，请不要坐下；

坐着的人群中，请不要站立；

欢笑的人群中，请不要哭泣；

悲伤的人群中，请不要发笑。

——犹太谚语

在家庭教育中学会尊重

如果暴力可以后天习得，那么尊重和同情是不是也可以呢？虽然家长可能觉得孩子与兄弟姐妹间的争吵不可避免，但有些时候他们必须插手管管。长久以来，人们尽力鼓励孩子好好表现。海姆·吉诺特博士在1969年提出的一些建议如今看来依然是真理，他认为家长应该用"响亮清晰的陈述"告诉孩子正确的价值观。他提倡以下几种说法：

- 不许戏弄别人。
- 绝不允许伤害别人。
- 这个房间里不允许出现虐待行为。
- 不可以故意取笑别人。
- 人不是用来伤害的。

• 人是用来尊重的。

资料来源：海姆·G. 吉诺特博士．父母如何与青少年沟通．安大略省多伦多：麦克米伦出版社，1969

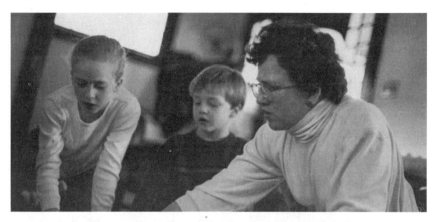

尊重和同情心是两个需要在家庭环境里培养的品质。

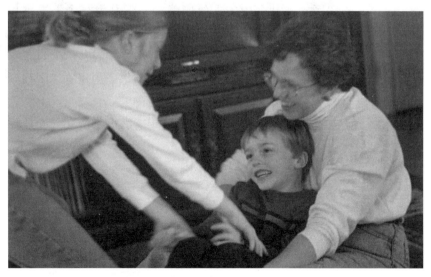

关掉电视，享受天伦之乐对家庭来说大有裨益。

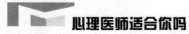
尽管实验对象中也有女孩，但男孩的暴力行为增长率最为明显。每天看电视时间少于 1 小时的 14 岁孩子中，约有 6 人后来（16～22岁）出现了暴力行为。每天看电视在 1～3 小时之间的孩子中，暴力行为发生率增加到 22.5%，若看电视时间超过 3 小时，这一比例高达28.8%。但就男孩而言，暴力发生率分别为 8.9%、32.5% 和45.2%。

基于此项研究结果，约翰森于 2002 年 3 月 28 日在美联社发表一篇文章，声称："我们的研究结果表明，负责的家长应保证孩子至少在青春期每天看电视的时间少于 1 小时。"美国心理学协会、美国儿科协会、美国医学协会及其他相关机构也报道了观看暴力电视节目与产生暴力行为之间的联系。

一位心理学家立即将此研究结果归因于观察者偏差，即观察者得出的结论会受其主观意愿左右。同许多其他问题一样，这个问题一直备受争议。心理医师在社会中的重要职能之一就是为每个人提供信息，然后让我们自行做决定。

比如，想象一下你是两个痴迷于电子游戏的小学男孩的父母，孩子们的奶奶给他们买了一套电子游戏机。当你和孩子的爸爸终于找到空闲聊天时，两个小家伙开心地玩了两个小时的游戏。当天晚上睡觉前，你决定研究下那套电子游戏机，这才发现这款电子游戏就是让你尽可能多地射击、杀戮或打残目标，从而赢得所谓的"英雄"称号。游戏中的角色不仅不会为伤害或杀掉别人受到惩罚，反而会得到嘉奖。

你的另一半不想管这事，叫你不要"大惊小怪"，这时你该怎么办？扔掉游戏机？告诉孩子们不要再玩这个游戏？限制他们玩游戏的时间？用其他以尊重和同情他人为主题的游戏替代这款游戏？

暴力之树不结善果。

——马丁·路德

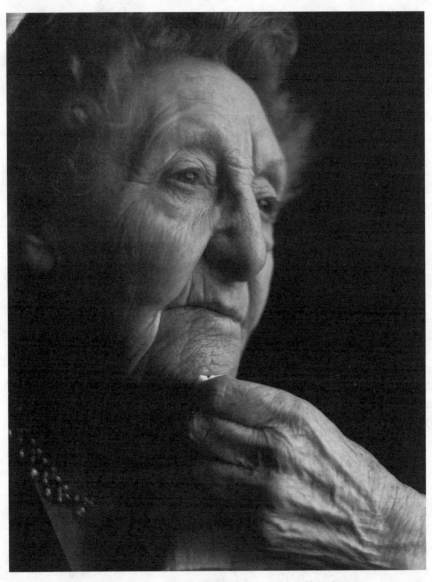

我们要以公平、公正的态度对待老年人，这是他们应得的。

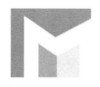

4. 公平与公正你能做到吗？

要使自己永存公正之心。

——马尔克·奥列里乌斯·安东尼

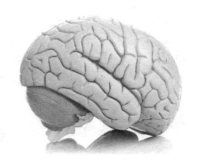

当帕特·摩尔决定研究**老年歧视**时，他把自己乔装成一位 85 岁的老太太。她戴上浑浊的隐形眼镜降低视力，塞上耳塞使自己听力减退，用胶带缠住手指模拟患有关节炎，手指**灵活度**下降。准备就绪后，她走出家门，看看人们会如何对待她。

作为一位"小老太太"，摩尔在这个社会中艰难地生存着。总的来说这个社会最青睐的是那些年轻、强健而敏捷的人。对她来说，开罐头、握笔、读标签或上公交车这些小事都变得十分困难。更让人寒心的是，很少有人在她需要帮助时伸出援助之手。人们对她的衰老和脆弱嗤之以鼻，她甚至被一群流氓少年袭击过。

人们为什么会用这样一种方式对待老年人呢？其实，老年歧视的根源隐藏在生活的诸多方面——感叹年华老去的贺卡，电视节目和广告中略显颓废的老年人形象，用来形容老年人的字眼，如老头、老古

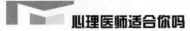

董、老处女、老淫棍、老色鬼。企业通常也不愿意雇用或晋升年长的员工，一些领域还有强制退休年龄。

我们可以从这些行为看出人们对衰老有很多误会和**成见**。以下是其中三种误会：

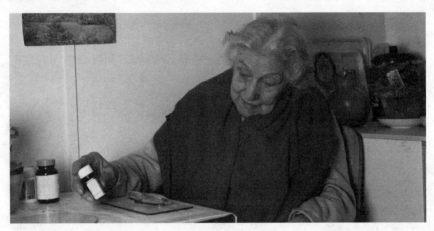

老年人经常受到歧视。

• 许多人觉得老年人比年轻人更容易生病，其实 65 岁以上的老人中 78％都很健康，还可以正常打理自己的生活。65 岁以上的老人易患慢性病。和年轻人相比，老年人患急性病、在家中受伤、发生交通事故的概率都低很多。

• 有人觉得老年人都是丑陋的。在美国文化中，青春是美丽的代名词，而老年人，特别是妇女总让人联想到老太婆、老顽固、丑老太、巫婆、皱纹、干瘪等词汇。然而，年老等同于丑陋纯粹是一种文化偏见，没有任何实质依据。其他文化对年老的看法则迥然不同。比如说，一些欧洲文化认为老年女性"更加性感"；在日本，银发和皱纹是智慧与成熟的象征。

• 人们有时认为老年人已经失去了自身价值。研究表明，在正常

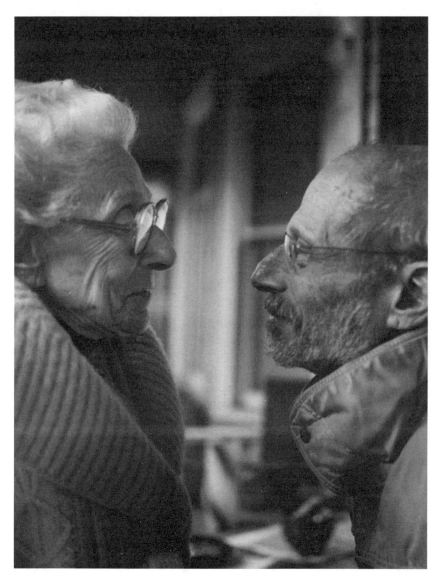

这些老年人过着和年轻人一样满足而充实的生活。

工作条件下，老年人虽然不会比年轻人做得更好，但大多数情况下绝不比年轻人差。工作的连贯性会随着年龄的增长而提升，所以与年轻人相比，年长的员工出现失误、意外事故及旷工的频率小很多。

成见使人们变得冷漠，助长了片面的想法。我们并没有把老年人当作正常人来对待。因此，他们的许多权利被人们轻易否定。一些心理学家在追根溯源，研究这种思想的来源。他们发现，美国的价值观要求人们尊重人的价值与尊严，而贬低老年人的行为恰恰与之相悖。这种贬低也造成了严重的人才流失，因为老年人总是被错误地认为"没有工作能力"。

崇尚公平、正义的人：

• 会（尽可能）对所有人一视同仁。

• 思想开明，乐于听取他人意见。

• 对那些影响他人的决定，能深思熟虑。

• 不借助他人的错误为自己谋利。

• 不多拿自己分外的东西。

• 能与他人合作。

• 知道每个人都有自己的闪光点和价值。

信息来源：改编自品德至上联盟相关资料，charactercounts. org/overview/about. html。

公平与公正（节选自《美国心理学协会道德准则》）

对于工作中接触到的每个人，心理工作者都在努力增加他们的福利。心理工作者在治疗中不断权衡患者或客户、学生、被观察者、人体试验参与者等相关人员的权益与福利，权衡动物实验对象的福利。当心理工作者的职责与顾虑产生冲突时，他们尽力去化解这些冲突，用高度负责的态度将伤害降到最低。心理工作者对自己与他人间的差异十分敏感，他们绝对不会在治疗过程中或治疗后利用或误导患者。

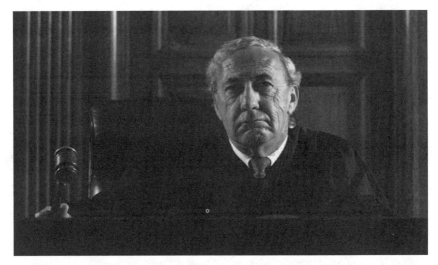

在当今这个社会，法律意义上的公平由法官定夺。

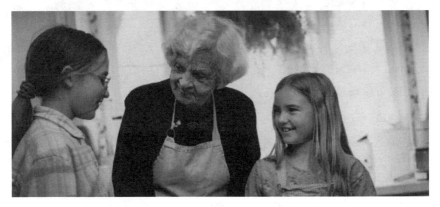

老年人可以给年轻人传授大量的经验知识。

如何看待年龄及衰老？

确定对老年人的态度是解决老年歧视问题的第一步。以下几个问题选自加州大学伯克利分校社会福利学院巴里·罗宾逊于 1994 年做的一份调查问卷。

1. 人到了什么时候才算"老"?

2. 你觉得自己什么时候才算"老"?

3. 你觉得应该如何看待"老"人？当你"老"了，你希望别人如何看待你?

4. "老"人应该被冠以何种称呼?

5. 列举一些我们"老"了以后可能遇到的情况。

6. 衰老最大的缺点和最大的优点分别是什么?

什么是衰老智商?

判断对与错

1. 只要活得够久，大多数人迟早要变成"老糊涂"。

错。只有20%～25%的老年人会患上老年痴呆症或其他脑部疾病，其中彻底痴呆的人不到10%。痴呆或失忆并不是衰老的必然归宿，仅表明身体器官出了问题。

2. 随着年龄的增长，智力也随之下降。

错。随着年龄的增长，大多数人的智力保持不变甚至有所提高。老人学习新事物可能会慢一些，反应也可能迟缓一些，但他们大脑的正常功能并没有损害。

3. 大多数老年人对性关系失去兴趣，不再具有性能力。

错。大多数老年人到了70多岁、80多岁甚至是90多岁，仍然有兴趣也有能力过性生活。

4. 美国大部分家庭都抛弃了家中的老人。

错。美国人最会照顾老人，大多数老年人住在子女家附近。80%的老年男性和60%的老年女性与子女生活在一起。

5. 上年纪的司机比年轻司机更容易发生车祸。

错。65岁以上的司机发生车祸的记录低于65岁以下的司机。

6. 个性随着年龄的增长而改变，就好像头发会变白，皮肤会变皱一样。

错。个性不会随着年龄而改变。因此，不是所有老年人的思想都会古板僵化，除非他们年轻时就是这样。

7. 五种感官随年龄增长而退化。

对。但退化的程度因人而异。

8. 随着年龄越来越大，老年人自然就不再参与社区生活。

错。尽管大家一度这样认为，如今看来这个观点并不太可信。

9. 听力减退是老年人的第三大慢性疾病。

对。听力减退仅次于关节炎和心脏病，是老年人群最普遍的慢性病。

信息来源：巴里·罗宾逊，加州大学伯克利分校社会福利学院社会工作硕士，1994年。该部分借鉴了多方资源，其中包括肯·戴奇沃迪和乔·弗劳尔的《老人潮：老龄化美国面临的挑战和机遇》（*AgeWave*：*The Challenges and Opportunities of Our Aging America*）、罗伯特·巴特勒的《为什么活着？美国的老年人》（*Why Survive? Being Old in America*）、尔德曼·帕尔莫尔的《老年知识问卷》（Facts on Aging Quiz），以及由国家老龄化研究所出版的《何为衰老智商？》（What Is Your Aging IQ?）。

心理学家做了许多相关实验，帕特·摩尔的这项实验目的在于改变人们对老年人的错误认识。只有破除了这些成见，人们才能得到应得的公平与公正。

文明首先是道德层面的事。如果没有真理，没有对职责的尊重，没有对四邻和美德的热爱，那么一切将不复存在。可以说，社会道德是文明的根基。

——亨利·弗里德里克·阿米尔

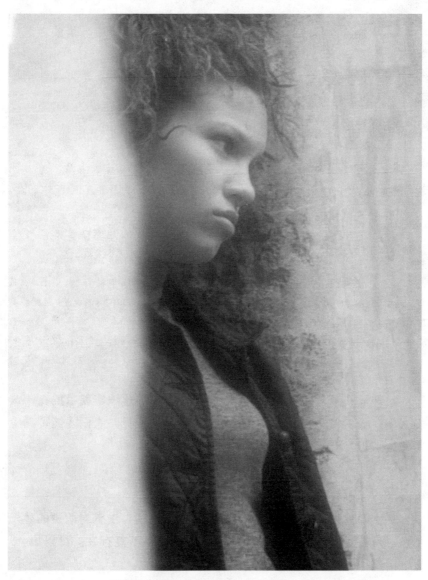

心理医师能缓解青少年在青春期面临的困扰。

5. 要有责任心!

控制负面情绪是最艰难的责任之一。

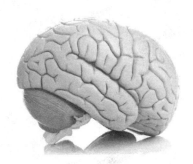

苏珊·赫尔曼打开汽车后备厢，看到变质的食物，一阵令人恶心的气味扑鼻而来。猪排摸起来又软又热，一包十镑买来的汉堡已经变成棕色，十分难看。整个后备厢散发着令人作呕的气味。苏珊一阵愤怒涌上心头，她猛地打开车库通往厨房的门。

"杰森? 杰森!"

14岁的儿子杰森没有回应。苏珊气势汹汹地穿过厨房，准备对儿子大发雷霆。两天前她让杰森把食物从后备厢拿出来放好，这么点小事能有多难? 35美元变质的肉算在谁头上? 反正不应该是她。

苏珊在房间里找来找去，突然怔住了。杰森正对着计算机屏幕，聚精会神地打外星人呢，头随着耳机中的声音有节奏地上下摆动，他早把他该干的事忘到九霄云外了。

如果你是苏珊·赫尔曼，这种情形下你的责任是什么? 面对14岁的杰森，你最希望得到什么积极的结果?

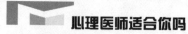
实现这种结果的最佳方式是什么？哪些方法无法得到预期的结果？怎样才能控制自己的暴怒，实现最积极的结果？

如果你是杰森，你最希望妈妈怎么对你？你最不希望妈妈怎么对你？

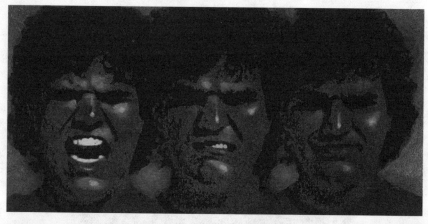

心理学能够帮助人们控制愤怒。

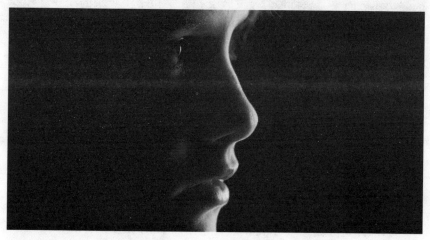

愤怒经常在孩子与父母之间制造隔阂。

为自己的愤怒负责

海姆·吉诺特博士是一位心理学家,他主要帮助父母与孩子建立良好的关系,消除父母对孩子的愤怒情绪,特别是对那些处于青春期的孩子。尽管吉诺特博士的理论是许多年前提出的,如今看来依然不过时。他指出,父母若想消除愤怒,就必须认清以下事实:

1. 我们应该接受这样的事实,青少年经常会让人感到不舒服,让人烦心、生气甚至是愤怒,这些都是他们成长过程中的自然规律。

2. 我们有权感到生气或愤怒,但不必为此感到愧疚、后悔或羞愧。

3. 我们有权表达自己的感受,不过要有一个限度。无论有多愤怒,我们都不能侮辱青少年的人格和品质。

信息来源:改编自海姆·G. 吉诺特博士. 父母如何与青少年沟通. 纽约:麦克米伦出版社,1969

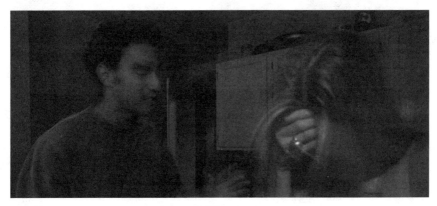

作为有素质的人,我们必须为自己的愤怒负责,
不能把自己的情绪归咎到他人头上。

幸好,早在数月前,苏珊就已经知道要为自己的情绪负责,当然包括对儿子的失望和气愤。她已经受够了与儿子间的争吵,也受够了

两人陷入的怪圈：对儿子的愤怒让她口无遮拦，可是说出那些伤害儿子的话后又会为自己的话感到愧疚。最后，她只得尴尬地寻求和解。每经历一次这个怪圈，她都觉得杰森在感情上又和自己疏远一些。虽然苏珊不想让他们的关系继续恶化，但她发现尽力克制愤怒只会让自己的情绪更猛烈地爆发。作为一名成年人，苏珊知道自己有责任为双方创造一个更加积极的交流环境。

有责任感的人：

• 三思而后行，会考虑清楚自己的行为会带来何种后果。

• 为自己的选择所造成的后果负责。

• 不将自己的错误推到别人身上，也不以别人的功劳自居。

• 不找借口。

• 为他人树立好榜样。

• 尽力将事情做到最好。

• 倾尽所能。

• 成为他人可以信赖、可以依靠的人。

信息来源：改编自品德至上联盟相关资料，charactercounts. org/overview/about. html。

把情绪写下来

通常，当我们对抗强烈的负面情绪时，时间是最好的帮手。人们总是有强烈的意愿，想把负面情绪立刻发泄出来，但如果真这么做，会对人际关系及他人造成极大的伤害。另一种做法是把这些情绪写在纸上，等冷静了，看看自己刚刚写了什么。书写的形式可以是书信、日志或清单（可以写下自己的情绪或解决办法）。写好之后将其放在一边，以后再细细思考具体怎么做。

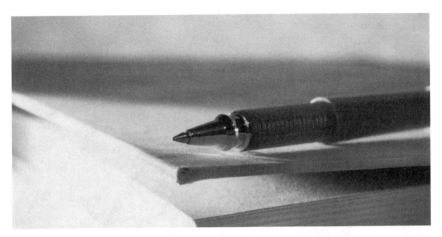

一个空白笔记本、一支笔就能帮你应对愤怒情绪。

控制突然来袭的愤怒

描述你看到的东西。

描述你的感觉。

描述你该做什么。

切莫攻击让你发怒的人。

信息来源：改编自海姆·G. 吉诺特博士. 父母如何与青少年沟通. 纽约：麦克米伦出版社，1969

承担责任（节选自《美国心理学协会道德准则》）

心理工作者应坚守职业行为准则，明确自己的职业地位与职责，为自己的行为承担适当的责任，根据不同人群的需求采取灵活的治疗方法。心理工作者可以咨询其他专业人士及机构，参考其经验，或与之合作，以便更好地为患者、客户等寻求帮助的人服务。心理工作者遵守的道德准则及行为与其他人并无二致，除非他们的行为会损害职

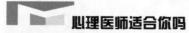
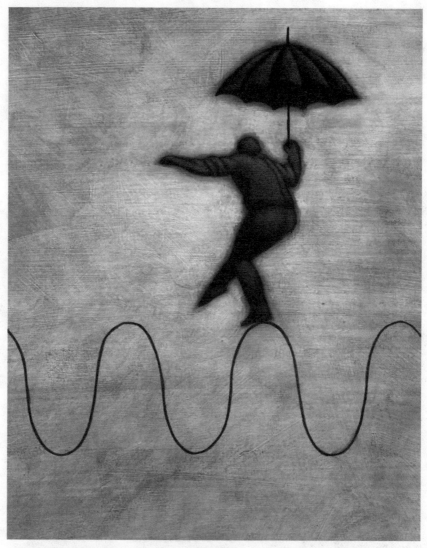

　　有时我们觉得自己正走在一条绷紧的情绪绳索上，这种感觉在青少年时期尤为强烈。心理医师教的技巧可以让我们在这条绳索上走得更加平稳。

业责任感或降低他们在心理界及同行之间的公信度。心理工作者还应关注同事的科学实验是否符合道德标准。在合适时机，可以阻止同事的不道德行为。

走入困境的七条歧途

当孩子遭遇麻烦时，父母首先要支持他们。海姆·吉诺特博士指出，如果父母做了以下七件事，孩子的情况会变得更糟：

1. 推理例证

例如："那你想怎么样？生活就是不公平的，你必须学会面对它。"

2. 陈腔滥调

"别高兴得太早。都是你自作自受，你得勇于承担后果。过去的就让它过去吧。"

3. "就拿我来说吧。"

"我像你这么大的时候，要在雪地里跋涉 4 英里去上学。我从来没像你这样对父母说这样的话。"

4. 低估真实情况

"好啦好啦，以后你一定能交到很多女朋友，天涯何处无芳草。丢了工作也没关系，这种快餐店的工作遍地都是。"

5. "你的问题是……"

"你总一副苦大仇深的样子。你根本不知道怎么对待女孩。你总是话太多。"

6. 自怜

"为了你，我的心都碎了。人生真不公平，别人都那么幸运。他们说得有认识的人，我们认识谁啊。"

7. "盲目乐观"的方式

"上帝关上一扇门的同时，也会为你打开一扇窗。所有事情都会有好结果，这是命中注定的。"

你有没有听到过这些话？听过以后你有什么感觉？你自己有没有说过这些话？

信息来源：改编自海姆·G. 吉诺特博士. 父母如何与青少年沟通. 纽约：麦克米伦出版社，1969

她开始去公共图书馆找资料，寻求与儿子交流的好办法。在这里她找到了一些心理学家的著作，如亲子关系专家海姆·吉诺特博士。吉诺特博士在书中建议父母学会接受自己的愤怒。听取这一建议后，苏珊和儿子的关系立即出现了转机。

多亏了像吉诺特博士这样的心理学家的帮助，苏珊发现如今她可以不再压制自己的愤怒，而是以一种负责的态度，温和地释放情绪。

她可以在不侮辱或伤害杰森的前提下表达愤怒，杰森也能迅速地理解她的意思，不产生怨恨或报复情绪。这样一来，苏珊终于可以痛快地表达不满情绪了，杰森也能理解妈妈的良苦用心了。

苏珊这类人可以通过书籍或面对面咨询，在心理医师的帮助下建立在人际关系、情绪表达及与他人的交往过程中需要的责任感。心理医师的专业技能是一项强有力的工具，它可以让每个人肩负起自己的责任。

法律的宗旨是，使人们坦荡地生活，免受伤害，赋予每个人应得的回报。

——查士丁尼，东罗马帝国皇帝

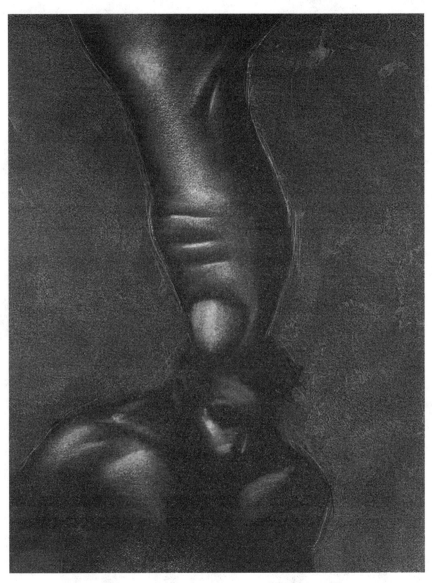

压力使人身心俱疲，心理医师可以帮助人们勇敢地应对这些压力。

6. 勇敢或能给予人们勇气！

心理医师并没有灵丹妙药，但他们可以给予人们勇气。

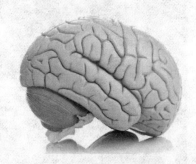

20世纪30年代，加拿大内分泌学家汉斯·谢耶开始研究压力对人体的影响。根据他的压力理论，有压力的人需要调整，也就是说所有器官都要重新获得平衡。谢耶发现，受到短期压力困扰时，身体重获平衡的能力最强，而长期压力会削弱身体抵御癌症等致命疾病的能力。出现慢性压力时，身体更多的是分泌"压力荷尔蒙"，这种荷尔蒙能暂时缓解短期压力，但也会对免疫系统造成伤害，对身体健康产生长期不利影响。从他的研究结果中，我们可以看出疾病是压力导致的必然后果。

然而，现代心理学家认为还有另外一个因素：心理解析，即人们预测潜在压力事件的方式。这种解析可能真的会改变身体对压力的反应，缓解压力对身体健康造成的冲击。换句话说，人们可以在某种程度上决定每种压力的重要性，这可能会改变他们身体的反应。

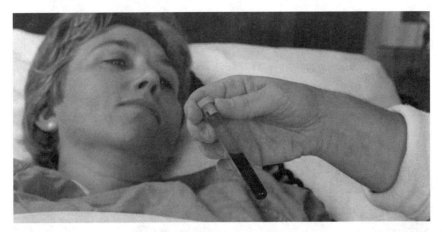

与病魔抗争需要莫大的勇气。

富有勇气的人:

- 即使没人赞同也讲真话。
- 即使过程很艰难也做正确的事。
- 顺应自己的良知，不随大流。
- 即使身陷艰难险阻，也勇往直前。

关于身心之间的联系以及疾病的产生，还有许多奥秘等待我们探寻。例如，研究者曾把实验对象分成不同的个性类型，通过实验发现，果然那些乐观对待癌症的人比那些悲观接受癌症的人在以后的生活中过得好。

抵抗生活中的种种压力确实需要莫大的勇气，应对压力的研究者为我们提供了有效工具，帮我们唤醒内心深处的勇气。《周六文学评论》(*Saturday Review*) 总编诺曼·卡曾斯曾于 1964 年采用一种前所未有的方式召唤出勇气，抗击了严重的疾病。医生当时告诉卡曾斯，患上这种结缔组织退化疾病的人，完全康复的概率只有五百分之一。卡曾斯很害怕，他觉得杂志编辑的高压力生活可能是此次患病的罪魁祸首之一。

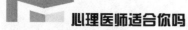
读完汉斯·谢耶的《生活的压力》（*The Stress of Life*）后，他意识到如果压力能摧残身体，那么抗压力一定也能帮助身体恢复健康。配合着药物治疗，卡曾斯开始定期观看马克思兄弟的电影（他觉得这些电影很有趣），还有一些快拍照相机拍摄的电影片段。随着一次次开怀大笑，病痛也渐渐消失，最终他奇迹般地康复了。卡曾斯并没说是笑声治愈了他，但他坚信积极的情绪确实能够加快康复过程。

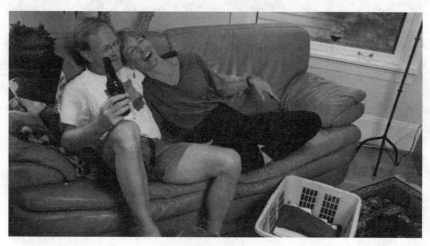

欢笑让人们相处得更融洽。

不久，休斯顿、洛杉矶和檀香山的医院纷纷开始为病人放映喜剧电影，开始运营一种装满了笑话书、DVD、CD和一些在医疗中心常见物品的"欢笑马车"。卡曾斯曾说过，在德克萨斯州的一家教堂医院中，修女们每天至少要为病人讲一个笑话。

幽默真的能赋予我们勇气吗？用这种方式抗击疾病真的有效吗？虽然心理学家和科学家正在研究这些问题，不过目前可以确定的是：

• 在某些情况下，大笑之后发炎症状会立即得到缓解。对卡曾斯来说，十分钟的开怀大笑能让他在两小时内没有疼痛感，安安稳稳睡个好觉。

· 笑被人们比作"静止状态下的慢跑"，它能加快心率。和正常说话时相比，大笑能为血液增加 6 倍的氧气。

· 唾液中的免疫球蛋白能帮助身体抵御一些疾病。人们连续观看 30 分钟以上的幽默视频后，这种蛋白的分泌量明显增加。心态乐观的人体内含有最多该物质。

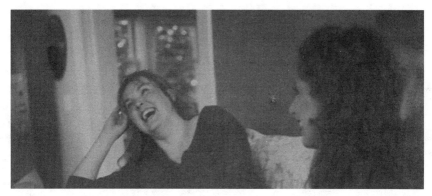

笑声和惬意的时光对身心健康大有裨益。

面对压力的勇气

所有人都会面临压力。巧妙应对不可避免的压力是一项重要技能。以下是心理学家推荐的一些应对策略：

1. 慢慢收集信息。

冲突使人不快，因此我们总想尽快停止冲突，有时反而会急匆匆地做出一些适得其反的决定。

学会接受这些不快才能有时间收集关于冲突的信息。一旦获得这些信息，做决定就不是什么难事了。

2. 相信时间能抚平一切。

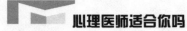
压力事件会给我们带来痛苦，有时甚至是绝望。当你觉得自己的世界已经崩塌时，请记住一个事实，随着时间的流逝，人们通常能重建一个全新的美好世界。

3. 与他人保持联系。

孤独的人比有朋友陪伴的人更容易受到压力的困扰。他人的陪伴能把你从不断的自我反思中解救出来，缓解你的痛苦。

4. 积极理智地思考；保持幽默感，正确看待沮丧情绪。

快乐的方法有千万条，但要知道并不是所有的目标都能达成。西格蒙德·弗洛伊德曾经说过："要知道你真正想要的是什么，然后你才有可能得到它。"

5. 把自己想象成一个放松的人。

慢慢地运动，慢慢地说话，慢慢地吃饭。做做深呼吸，不时地放松一下肌肉。如果不得不等待，比如遇到交通堵塞或医院排号，那就利用这段时间听听音乐或读本有意义的书。

信息来源：改编自约翰·P. 多兰滋卡．心理学．明尼苏达州圣保罗：韦斯特出版社，1997

健康心理学家仍然在多角度研究压力与健康间的关系。研究结果不断向我们证明，不论是以勇气抵抗威胁生命的疾病，还是鼓起勇气将恐惧和秘密倾诉给朋友或咨询师，勇气对我们大有裨益。心理学家詹姆斯·培尼贝克的研究结果表明，若在受伤或失败后，把难以启齿的秘密或压抑的情感埋在心底，人的身心免疫力均会下降。向他人倾诉后，这种情况会大大缓解，身心健康也会得到改善。换句话说，心理学家的研究成果和心理疏导能帮助我们找到应对压力的勇气。

我们应该怕什么？

苏格拉底曾说，知道自己真正害怕什么是获得勇气的前提。他认为勇气是美德的一部分，而美德意味着能够分辨善恶。他觉得倘若道德败坏才算得上是真正的痛苦，那么我们平时所谓的痛苦（贫穷、疾病、苦难、死亡等）也就没什么可怕的了。倘若我们能用正确的心态面对这些痛苦，我们就不会成为道德败坏的人。

信息来源：改编自威廉·J. 班尼特编辑. 美德之书. 纽约：西蒙与舒斯国际出版公司，1997

　　人们应当深入探寻内心深处的恐惧，说不定在这过程中就会闪现一丝曙光，即使它可能无法让你成为英雄，也会赐予你前进的勇气。

——劳伦斯·范德波斯特

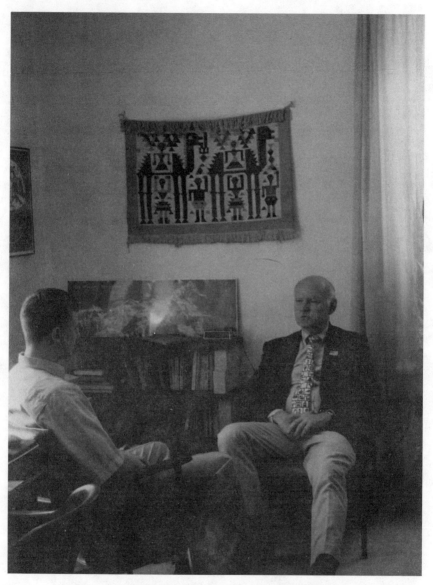

成为一名出色的校园心理医师需要自律与较强的责任感。

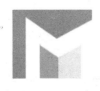

7. 自律与勤勉你能做到吗?

当我们一次次迎接生活中的种种挑战时, 我们已不知不觉在这个世界留下印记。

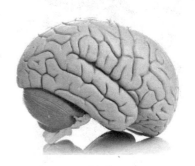

丹尼斯·加德纳立志成为心理医师, 但心理学课程十分繁重, 这时常让他觉得很疲惫, 最难的当数记忆人类发展阶段的各类图表。同学们觉得他这么用功学习实在很可笑, 但当丹尼斯成为华庭学区的校园心理医师后, 他很庆幸自己当年付出的努力。

香农就是使他感觉庆幸的原因之一。香农是一名六年级学生, 高高瘦瘦的, 总是显得很孤僻。当其他女生在午饭时间热火朝天地讨论下午篮球赛的啦啦队活动时, 香农却独自坐在一旁写作业。

自律而勤勉的人:

• 努力控制自己的情感、话语、行为及冲动。

• 在任何情况下都努力做到最好。

• 就算面临困难也勇往直前。

• 坚定而有耐心。

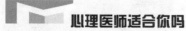
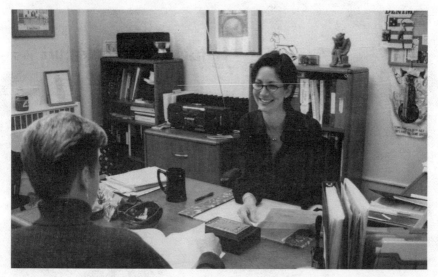

一个尽责的校园心理医师愿意花时间倾听学生的内心世界。

- 就算失败也会再次尝试。
- 寻找不同的方式更加出色地完成工作。

信息来源：改编自品格教育网相关资料，www. CharacterEd. Net。

　　并不是其他女生排斥她，她们也曾试着邀请过她，但得到的回答总是："我现在得做作业，放学后要去音乐学院。"

　　久而久之，大家也就不再自讨没趣了。大家都知道香农是个钢琴奇才，她每天下午都去音乐学院练琴，每周上两到三节钢琴课。三年级时，她凭借一曲《黑键》（Black Key Etude）赢得了全国音乐比赛大奖。要知道这首曲子是肖邦难度最高的作品之一，就连音乐学院的学生也不一定能弹好。凭借此项殊荣，音乐学院准许她高中毕业后直接入校，并允诺了全额奖学金。此外，在上学期间她每天下午还有音乐学院的特殊辅导。从此，香农成了人们眼中的音乐天才。尽管父母送她到公立学校读书，希望她尽可能和其他孩子一样成长，但是人们还是把她当作异类看待。就连老师都不给她布置作业。"亲爱的，音乐已经够让你忙的了。"老师们总是这样对香农说。这时，其他学生就会在背后做鬼脸，翻白眼，对香农的这些特殊待遇非常不满。

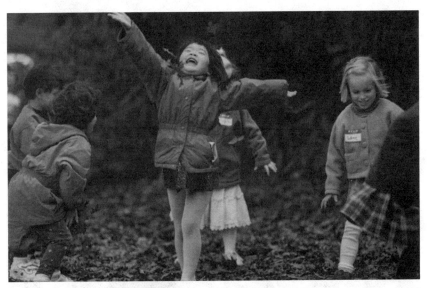

玩耍可使孩子的心理得到健康发展。

埃里克·埃里克森对人类的发展阶段很有研究，其他心理学家也在这方面做了大量工作。以下是一位心理学家关于道德推理发展阶段的研究成果：

科尔伯格道德推理阶段理论

一、前常规型道德

阶段1 服从与惩罚定向——服从规则，避免惩罚。

阶段2 天真的利己主义——遵从习惯以获得奖赏；互惠主义——以牙还牙。

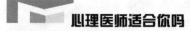
二、常规型道德

阶段3　好孩子的道德定向——遵从陈规，避免他人反对。

阶段4　基于法规和秩序的道德观——遵从权威，避免受到谴责。

三、原则性道德

阶段5　履行准则与守法的道德观——遵从社会契约，维护公共利益。

阶段6　个人良心式原则的道德观——遵从良心式原则，避免自我责备。

阶段7　自我卓越观——信奉普遍原则，认为自己已超脱社会层面，升华到更高的层次。

信息来源：菲利普·G. 津巴多，理查德·J，杰瑞. 心理学与人生，伦敦：阿林巴肯出版社，2004

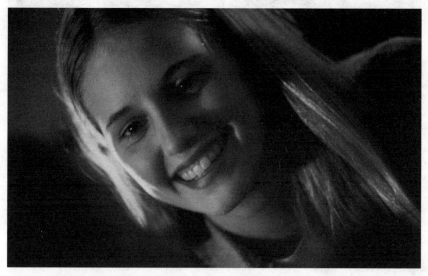

校园心理医师的职责是确保每个孩子都能拥有快乐、稳定的生活。

自律与勤勉（节选自《美国心理学协会道德准则》）

心理工作者保持着高标准的职业素养。他们能意识到自己能力的不足与专业知识的局限性，只用自己熟知的技能为他人服务。心理工作者明白一个道理——为各类人群提供服务时，需要运用不同的技巧满足具有不同性格特征人群的差异性需求。心理工作者具备与其工作领域相关的科学及专业知识，更懂得不断学习的重要性。他们充分利用科学、专业、技术及行政资源。

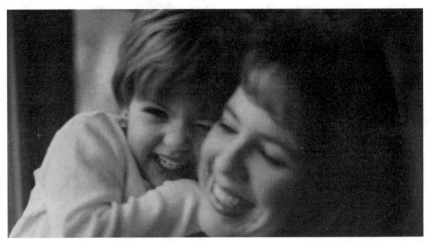

做父母很值得——不过这一过程中要付出很多努力，会很辛苦！

然而，丹尼斯却因另一个原因非常气愤。根据埃里克的发展理论，香农仍然处于"潜伏阶段"，所有 6～12 岁的儿童都处于这个阶段。丹尼斯知道，这个时期的儿童需要养成勤奋的习惯，避免自卑感的出现，需在某些领域取得一定成就。

然而，勤奋过度有可能造成一种**不适应**的现象，即"狭窄的精湛技艺"。在这种情况下，孩子通常只能发展某一特定领域的技能，无法发展更广泛的兴趣爱好。丹尼斯知道很多童星、少儿运动员、少年音乐家和少年天才的先例，他们因在某一领域的卓越成就而闻名于世，自己却无法过上真正的生活。丹尼斯担心香农会步这些人的后尘，香农的父母是避免这一切的关键所在。所以他计划的第一步就是约香农的父母谈话，告诉他们不仅要将女儿培养成一位伟大的钢琴家，也要让她多交朋友，融入到集体之中。

给香农的父母打过电话后，丹尼斯开始忙当天的其余工作。午饭后，他要与卡蒂见面，一位已怀孕6个月的二年级学生，她决定把孩子生下来。丹尼斯将再次用发展阶段理论跟卡蒂讲清楚，青少年母亲未来的人生之路会十分艰难。就算卡蒂认为自己能照顾好孩子，丹尼斯也要让她知道，作为一名青少年，她仍然处于寻求自身社会定位阶段，仍然在寻找融入社会的方法，这种情况下谈何教育孩子呢？况且，孩子的父亲肯定无法在物质或精神上帮助她，因此她还要独自承担赚钱养家的重任。之后，她把大把精力花在与他人建立亲密关系上，而此时她的孩子却对她有一种简单直接的需求。当孩子最需求的是一位成熟的母亲时，这位母亲最需要的却是社会救助。丹尼斯的责任不是告诉卡蒂该怎么做，相反，他要帮助卡蒂充分了解自己的选择可能造成的后果。而最后无论卡蒂做出什么选择，丹尼斯都会在精神上支持她。

每天问自己的5个问题

我们可以每天问自己以下5个问题，促使自己获得梦寐以求的积极向上的品质。

1. 今天我做好事了吗？（作家威廉·班尼特在《美德之书》（*The Book of Virtues*）中说，美德是"心灵的习惯"。美德包括正直、可信、诚实及慈悲等。美德是人一生中最可贵的部分）

2. 今天我做的好事比我做的坏事多吗？（回答这个问题，你要考虑到短期及长期情况）

3. 今天我尊重他人了吗？

4. 今天我做事公正吗？

5. 周围的一切因我而更加美好了吗？（"周围的一切"可以是你的邻居、家人、公司或教堂）

信息来源：改编自马库拉应用伦理中心相关资料。

见过卡蒂后，丹尼斯要同其他心理医师一起去看望镇上小学的一群孩子。前一天下午，一位深受爱戴的四年级老师在下班回家的路上出车祸去世了，丹尼斯和其他心理医师会和孩子们就失去和悲伤这一话题展开探讨，然后是自由咨询时间。第二天，丹尼斯会根据一周前做的测验，帮助学生们选择未来就业方向。

丹尼斯热爱他的职业，热爱这份与学生相关的职业，尽管一些大学同学对他每天认真勤勉的研究生活很是不屑，但他还是为自己的努力工作感到开心。而且，他决定通过不断读书和参加会议来充实自己，这种努力可以让他一直走在心理学研究领域的最前沿，为学生及其家庭提供更多帮助。

校园心理医师的工作并不是简简单单或一成不变的，他们每天的工作都有所不同。实际上并没人时刻监督丹尼斯工作，他完全可以坐在办公室看闲书——但内心的自律和使命感让他每天都十分忙碌。这种品质也让他改变了许多年轻病人的人生轨迹。

学问并不是随随便便就获得的，必须心怀热情，努力奋斗。

——艾比盖尔·亚当斯

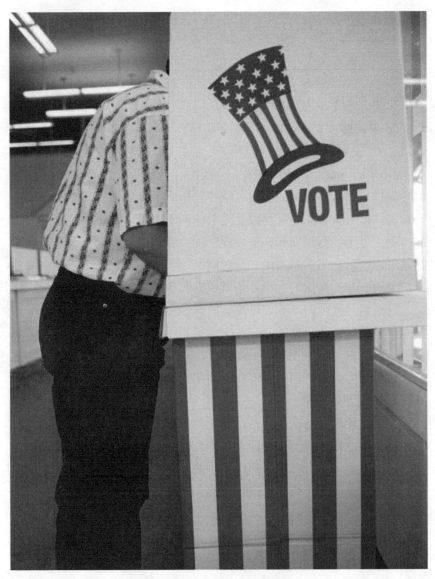

投票只是成为合格公民的途径之一。

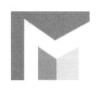

8. 公民义务你得遵守!

人们各司其职，社会才能运转良好。

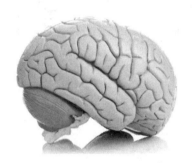

公民义务将我们大家紧密地联系在一起。因为公民义务，我们乐于为他人提供最好的东西，这是相互的。如果每个人都能成为好公民，那么世界将会变得更加美好。然而，并非所有人都能成为好公民，有的人只会伤及周围的人。

这种破坏性行为有时让人很难理解。心理学家会观察这种行为，做出**假设**，收集数据后进一步验证假设。他们也会用一些已经验证的理论来治疗病人。

1964 年的纽约皇后区上演过 20 世纪最匪夷所思但又最发人深省的惨案。那天晚上，成年女性基蒂·热那亚在大街上遭到袭击。与歹徒搏斗时，基蒂大声呼救，街边公寓的灯都亮了起来，至少有 38 个人目睹了基蒂被刺伤的过程。灯光吓跑了歹徒，但基蒂仍然躺在大街上，没有一个人出来帮助她。不久，灯光渐渐熄灭，歹徒窜出来再次用刀刺向基蒂，这次探出窗口看热闹的人吓跑了歹徒，但是仍然没有

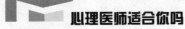
一人帮助基蒂。灯光彻底熄灭后，歹徒又一次出现。这次，他杀死了基蒂。

整个凶案发生过程，没有一名目击者报警或叫救护车。这实在让人难以理解，他们根本不必把自己置于危险境地，也不必面对歹徒，只需要打一通电话或许就可以挽救基蒂的生命啊！如何解释这次事件中目击者的冷漠呢？

社会心理学家长期以来的观察结果显示，有时人们会想方设法帮助他人，让他们免受伤害，而有时他们会拒绝帮助有需要的人。社会心理学家想要知道究竟是哪些因素影响着人们帮助他人的意愿。

看重公民义务的人：

- 按规则行事。
- 遵纪守法。
- 做好本职工作。
- 尊重权威。
- 关注时事。
- 投票。
- 保护邻里与社区安全。
- 依法纳税。
- 帮助社区中有困难的人。
- 乐于助人。
- 保护环境。
- 节约自然资源。

信息来源：改编自品德关注联盟相关资料，charactercounts. org/overview/about. html。

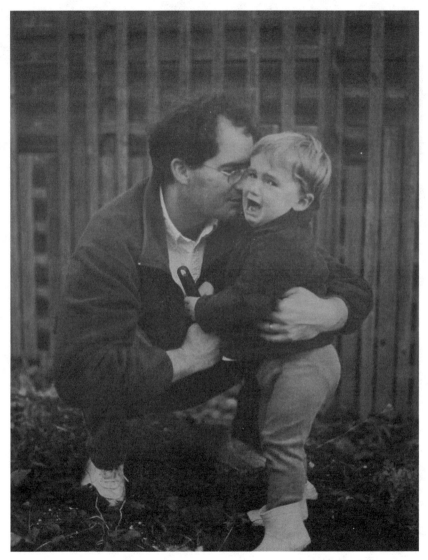

互相帮助是为人准则。从小父母就告诉我们这个道理，
然而很多人至今没有学会。

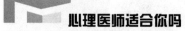
研究者做过许多心理学实验，探究人在什么情况下最有可能帮助他人。拉特纳和达利两位研究者在 1970 年的研究成果中显示，人们帮助他人，通常要遵循以下 5 个步骤：

1. 事故发生有目击者。

2. 确定是紧急事件。

3. 目击者认为自己有提供帮助的责任。

4. 目击者决定如何帮助。

5. 目击者确定必须采取行动。

1982 年，一架波音 737 飞机从华盛顿国际机场起飞后不久与 14 号街大桥相撞，飞机侧翻后掉进波拖马克河的冰水中。华盛顿的一名公司职员兰尼·斯科尼克目睹了这场事故，他对整个过程做了如下描述：

1. 他在回家的路上目睹了这场灾难。

2. 他看到一架直升飞机正在营救水中的幸存者。

3. 他看到一名女性没有力气抓住直升机放下的救生绳。看了看岸上和他站在一起的人，他觉得："如果我不去救她，她可能会被淹死。从当时的情况看来，没有人想去救她。"

4. 他意识到营救那个女人的唯一方法就是跳进冰冷的波拖马克河，向她游去。

5. 他跳进满是冰块和爆炸物的河中，成功救下了那个女人。

达利和拉特纳两位研究者在 1968 年做了一项实验，或许可以解释基蒂·热那亚事件。实验结果显示，当人们认为自己是唯一能提供帮助的人时，他们更愿意伸出援助之手。如果周围有人在，他们会对需要帮助的人视而不见，这种现象被称为"旁观者效应"。社会心理学家对这种现象进行了研究，总结出两种可能的诱因：

1. **责任分散**。

2. 害怕显得很愚蠢。

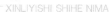

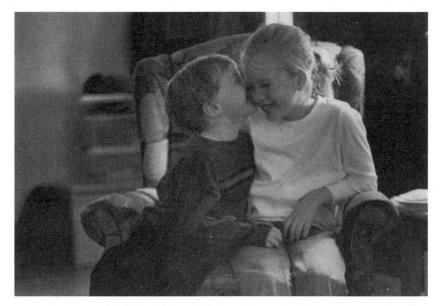

心理学家研究为什么一些人从小就会帮助他人,

而另一些人会对他人的需求视而不见。

心理学家发现,至少有三种重要的方式可鼓励人们为他人提供帮助:

1. 学习社会心理学,关注这一领域的研究。

2. 传授一些适当的急救方式(不会游泳的人不能跳入河中营救落水者,没学过海姆利克氏急救法的人无法拯救窒息者)。

3. 以身作则,伸出援助之手并鼓励他人也伸出援助之手。

公民义务(节选自《美国心理学协会道德准则》)

心理工作者理解自己对所处环境应负的职业责任与科学责任,利用心理学知识为他人提供帮助。心理工作者致力于减少人类痛苦的来源。通过科研,他们努力为人们创造福利并推动心理学的发展。心理

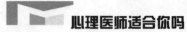

工作者还要避免对心理学理论的滥用。心理工作者遵守法律，希望政府制定一些有利于患者、客户及公众利益的法律法规。他们经常贡献出工作时间，却不为自己谋利。

　　研究基蒂·热那亚类似案件中人们伸出援助之手或坐视不管的心态十分重要。研究结果可以从多方面鼓励人们成为优秀公民，这正是一个健康、良好的社会所必须的。

　　我们的国家政策应始终坚持以个人道德为基础。

——乔治·华盛顿

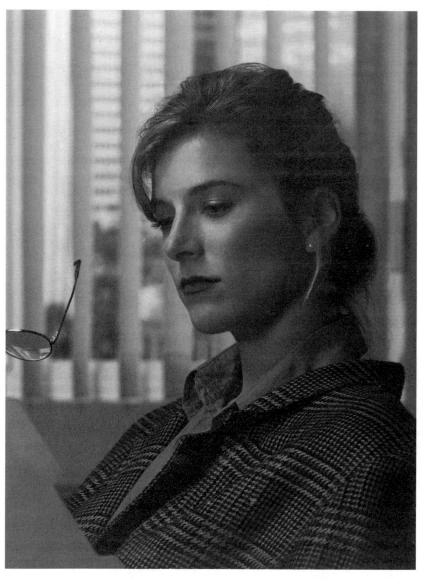

心理医师有许多工作机会供他们选择。

9. 职业机遇你需要了解!

寻找生命中最让你有成就感的工作。

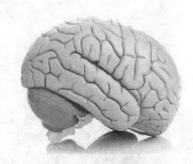

最近,苏珊和肖恩有些担忧,他们 3 岁大的女儿桑德拉不太想学说话。他们把这种情况告诉了桑德拉的儿科医师,医师为他们提供了一些儿童语言学习过程的指导意见。这些指导意见都是发展心理学家在研究了儿童语言学习过程后总结出来的。

罗瑞和艾德决定陪伴在艾德的弟弟凯文身边,特别是在他刚刚离婚的这一特殊时期。看着弟弟愁眉苦脸的样子,艾德心里很难受。他和罗瑞决定无论付出什么代价都要帮助弟弟走出困境。方法之一是确保他定期看临床心理医师。心理医师会为他提供心理疏导,帮助他走出低谷,重建人生。

夏尔曼被晋升为工厂的主管,这让她十分欣喜。而且,作为一名单身母亲,升职后的加薪更让她高兴。然而,工厂却没有为她提供主管技能培训。很快问题就出现了。夏尔曼越发觉得自己无法胜任这个职位,她的压力也越来越大。几个月后,夏尔曼每天只能逼迫自己坐

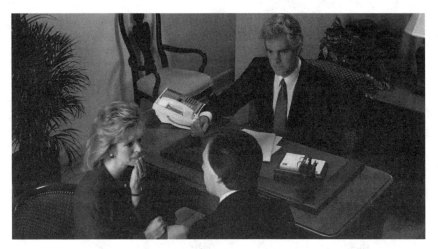

一些心理医师帮助夫妻消除分歧。

公交车去上班。老板看出来她有压力,建议她去看一下专门研究组织行为的工业心理医师。在心理医师的帮助下,夏尔曼开始为自己制订训练计划,以便工作得更出色。

收入

2010 年,心理医师的平均收入为 68 600 美元。

工业组织心理医师平均收入为 87 000 美元。

临床、咨询及校园心理医师平均收入为 66 800 美元。

其他心理医师的平均收入为 90 000 元。

22 岁的斯科特因在便利店抢劫被捕。监控录像中清晰地显示,他当时手握一支枪。警方认为这是一起很明显的持枪抢劫案件,然而只有斯科特的母亲知道,儿子的智商相当于 5 岁儿童。她认为,斯科特自己绝不会想到抢劫商店这种事,他肯定是受到某位"朋友"的教唆才做出这种事。一位法律心理医师受命调查这起案件,她负责协助法

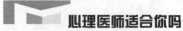
庭鉴定斯科特的精神行为能力，然后决定他是否应该接受审判。

　　心理医师可以帮助社会进行自我了解、自我认知，他们在这方面发挥着非常重要的作用。心理学领域有各种不同的工作机会，据估计，心理医师的工作机会将以更快的速度增长，这种趋势至少会持续到 2020 年。在卫生保健领域，心理医师要解决的是精神及行为方面的健康问题，要与医生及其他医疗保健人员通力合作。校园心理医师会面对越来越多的学生，特别是那些有心理问题的学生。心里医师有进行调查设计与分析、研究市场评估和数据分析的专业技能，这些专业技能正是工业领域需要的，也是一些想为员工提供心理帮助的公司需要的。特殊群体（如老人或儿童）对心理服务的需求与日俱增，只要政府提供充足的补贴，心理医师的岗位会越来越充裕。

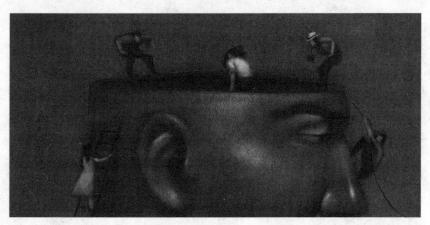

心理医师研究他人的内心世界，这是一种非常奇妙的体验。

马斯洛需求层次理论

　　心理学家亚伯拉罕·马斯洛认为，金钱或财产不足以让人们感受到真正的快乐。在他的需求层次理论中，底层的需求在最开始占据着

人们一旦内心的一些需求得到满足，就会追求更高层次的需求。

自我超越需求
追求广泛认同的精神需求

自我实现需求
充分展现潜质的需求，胸怀富有意义的目标

审美需求
对规则与美的需求

认知需求
对知识、理解及新鲜事物的需求

尊重需求
对信心、价值感、自尊与尊重他人的需求

依附需求
对归属感、爱与被爱的需求

安全需求
对安全、舒适、宁静及摆脱压力的需求

生理需求
对食物、水、氧气、休息、性、表达及远离不安的需求

拥有心理学博士学位会在这一领域前景光明，然而只拥有硕士学位可能会面临激烈的就业竞争。只有学士学位的话，就业机会就更少了，而且大部分都是中学心理教师或康复中心助手之类的工作，主要负责数据收集和分析。

如果你选择心理学领域的职业，你会拥有许多提升自我专业技能的机会。但心理医师所能成就的绝对远高于那些高职人员或高薪人员。你将有机会让世界变得更加美好，而这种机会的价值是无法估量的。

虽然心理医师没有能力解决社会上的所有问题，但他们能让每个

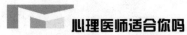
人在精神上更加健康，更加快乐。心理医师向我们展现如何正直而富有同情心地生活，如何尊重他人，如何公平、正义地对待他人，如何履行责任，如何勇敢而又尽责，如何拥有自律意识及公民责任感。

更多地关注自己的品质而非名声。品质代表你是一个怎样的人，名声仅仅代表他人对你的看法。

——戴尔·卡内基

作者与顾问介绍

雪莉·布林克霍夫是作家、编辑、演说家和音乐家。她出版过 6 本青少年小说、6 本针对青少年的科普读物，及大量短篇故事、文章，在全美作家会议授课。

谢尔丽·果洛身兼教师、顾问和公立学校管理者数职。30 多年来，她一直致力于大专教育，并担任职业发展联盟副主任。她与人合作出版《越过浮夸与幻想：徜徉到知识的海洋》（*Beyond Rhetoric and Rainbows：A Journey to the Place Where Learning Lives*）一书，并在影片《让低产出的学生成功：构建人生，塑造未来》（Ensuring Success for "Low Yield" Students：Building Lives and Molding Futures）中出演主要角色。她曾出版过《简历艺术》（*Vitae Scholasticae*）、《高等教育中的黑人问题》（*Black Issues in Higher Education*）、《员工发展日志》（*The Journal of Staff Development*）、《职业与品质》（Careers With Character）等书。曾被评为年度教育家，获费黛奥塔·卡朋奖、杰出人物奖、奥本海默家族基金会奖、杰出教师奖、芝加哥地区家庭教师协会奖、素质教育部杰出贡献奖及芝加哥公立学校奖。

欧内斯廷·G. 里格斯是芝加哥洛约拉大学的副教授。她从事教育工作已有 40 余年，在教学及管理方面经验丰富。1974 年，美国国防部海外学校推举她为美国杰出小学教师。她曾与人合作出版了《越过浮夸与幻想：徜徉到知识的海洋》（*Beyond Rhetoric and Rain-bows：A Journey to the Place Where Learning Lives*）、《帮帮中学和高中读者：跨学科教学及学习策略》（*Helping Middle and High School Readers：Teaching and Learning Strategies Across the Curriculum*）等书，并在影片《让低产出的学生成功：构建人生，塑造未来》（Ensuring Success for "Low Yield" Students：Building Lives and Molding Futures）中出演主要角色。2007 年夏天，里格斯受邀在牛津圆桌会议上为意动研究做摘要。此外，她还经常出席当地、区级、国家及国际会议。